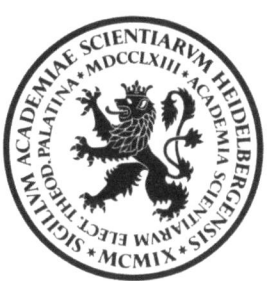

Sitzungsberichte der Heidelberger Akademie der Wissenschaften
Mathematisch-naturwissenschaftliche Klasse
Jahrgang 1993/94, 1. Abhandlung

Heinz Häfner

Weshalb erkranken Frauen später an Schizophrenie?

*Vorgetragen in der Sitzung
vom 13. Februar 1993*

Springer-Verlag

Berlin Heidelberg New York
London Paris Tokyo
Hong Kong Barcelona
Budapest

Prof. Dr. Dr. Dres. h.c. Heinz Häfner
Zentralinstitut für Seelische Gesundheit
J5, 68159 Mannheim

Die Deutsche Bibliothek – CIP-Einheitsaufnahme
Häfner, Heinz: Weshalb erkranken Frauen später an Schizophrenie?:
vorgetragen in der Sitzung vom 13. Februar 1993/
Heinz Häfner. – Berlin; Heidelberg; New York; London; Paris; Tokyo;
Hong Kong; Barcelona; Budapest: Springer, 1994
(Sitzungsberichte der Heidelberger Akademie der Wissenschaften,
Mathematisch-naturwissenschaftliche Klasse; Jg. 1993/94,1)

ISBN-13: 978-3-540-57490-3   e-ISBN-13: 978-3-642-46801-8
DOI: 10.1007/978-3-642-46801-8

NE: Heidelberger Akademie der Wissenschaften/
Mathematisch-naturwissenschaftliche Klasse:
Sitzungsberichte der Heidelberger ...

Dieses Werk ist urheberrechtlich geschützt. Die dadurch begründeten Rechte, insbesondere die der Übersetzung, des Nachdrucks, des Vortrags, der Entnahme von Abbildungen und Tabellen, der Funksendung, der Mikroverfilmung oder der Vervielfältigung auf anderen Wegen und der Speicherung in Datenverarbeitungsanlagen, bleiben, auch bei nur auszugsweiser Verwertung, vorbehalten. Eine Vervielfältigung dieses Werkes oder von Teilen dieses Werkes ist auch im Einzelfall nur in den Grenzen der gesetzlichen Bestimmungen des Urheberrechtsgesetzes der Bundesrepublik Deutschland vom 9. September 1965 in der jeweils geltenden Fassung zulässig. Sie ist grundsätzlich vergütungspflichtig. Zuwiderhandlungen unterliegen den Strafbestimmungen des Urheberrechtsgesetzes.

© Springer-Verlag Berlin Heidelberg 1994

Die Wiedergabe von Gebrauchsnamen, Handelsnamen, Warenbezeichnungen usw. in diesem Werk berechtigt auch ohne besondere Kennzeichnung nicht zu der Annahme, daß solche Namen im Sinne der Warenzeichen- und Markenschutz-Gesetzgebung als frei zu betrachten wären und daher von jedermann benutzt werden dürften.

Produkthaftung: Für Angaben über Dosierungsanweisungen und Applikationsformen kann vom Verlag keine Gewähr übernommen werden. Derartige Angaben müssen vom jeweiligen Anwender im Einzelfall anhand anderer Literaturstellen auf ihre Richtigkeit überprüft werden.

Satz: Datenkonvertierung durch den Springer-Verlag

Das Fach, das ich vertrete, die Psychiatrie, liegt etwas am Rande jener Natur- und Geisteswissenschaften, die in einer Akademie repräsentiert zu sein pflegen. Mit psychischen Krankheiten und den biologischen oder psychischen Prozessen, die ihnen zugrundeliegen, mußten sich die meisten unter Ihnen nicht beschäftigen. Eine weitere Schwierigkeit kommt hinzu. Die Psychiatrie muß zwingend zwei Gegenstandsbereiche berücksichtigen, die gleichzeitig von mehreren und sehr unterschiedlichen Wissenschaften wahrgenommen werden: den psychischen und den biologischen. Das bedeutet, daß psychiatrische Forschung häufig Mehrebenenforschung ist – sie muß sich an einem Forschungsgegenstand mehrerer Methoden bedienen, etwa solcher der Epidemiologie und der Sozialwissenschaft, der Psychologie und der Neurobiologie. Die Komplexität seines Forschungsgegenstands und die Vielfalt der erforderlichen Forschungsmethoden führt den Psychiater leicht in das Risiko des anspruchsvollen Dilettantismus.

Um Ihnen nicht zu viel fremde Materie zu präsentieren und mich selbst vom Dilettantismus hinreichend fernzuhalten, habe ich mich entschlossen, Ihnen eine Art Werkstattbericht zu präsentieren. An einem Kernthema psychiatrischer Forschung werde ich Ihnen nicht die Ergebnisse bis ins letzte Detail, sondern das forschungslogische Gerüst vorstellen und den Weg nachzeichnen, der von der Suche einer plausiblen Fragestellung über die Hypothesenbildung zur Hypothesenprüfung und schließlich zur Aufdeckung der zugrundeliegenden Zusammenhänge führte. Die Ergebnisse selbst werde ich dabei nur kurz referieren, um das methodische Vorgehen anschaulich und die jeweils nächsten Schritte verständlich zu machen. Das ganze ist Teil eines größeren Projekts der Schizophrenieforschung, das ich 1984/85 entwickelt habe und das seit 1.1.1986 im SFB 258 von der DFG gefördert und bis 31.12.1995 bewilligt ist. Dabei hat mich eine Gruppe ausgezeichneter junger Wissenschaftler unterstützt (K. Maurer, W. an der Heiden, A. Riecher-Rössler, W. Löffler, M. Hambrecht, B. Nowotny, B. Fätkenheuer), die das ganze mit mir trugen und von denen ich auch meinerseits viel gelernt habe.

Am Anfang stand der Versuch, nach Auslaufen des SFB 116 (psychiatrische Epidemiologie, gefördert von 1973 bis 1985) einen zweiten Sonderforschungsbereich am Zentralinstitut für Seelische Gesundheit gefördert zu bekommen. Auf der Suche nach einem attraktiven Projekt reizte mich die Tatsache, daß die Schizophrenie, eine der häufigsten und mit einem hohen Anteil dauerhaft behindernder Folgen belastete Erkrankung, hinsichtlich ihrer Ursachen trotz rund 100 Jahren Forschung immer noch unaufgeklärt ist. Den nicht besonders hoffnungsvollen

Versuch, nach kausalen Faktoren zu suchen, die, wenn schon nicht am Erkrankungsrisiko der Schizophrenie selbst, so doch wenigstens am Auftreten und Verschwinden der Symptome beteiligt sein könnten, konnte man sich allerdings nur in unkündbarer Stellung leisten.

Die Suche nach einem hoffnungsvollen Ansatz

Die erste Frage, die sich einem solchen Vorhaben stellt, ist die nach neuen erfolgversprechenden Ansätzen. Die Epidemiologie – sie ist das Arbeitsgebiet, dessen Methodenarsenal ich am besten beherrsche – kann Hinweise auf kausale Faktoren geben, die mit dem Auftreten einer Krankheit verbunden sind, wenn diese dem Krankheitsausbruch vorausgehen und mit ihm signifikant und konsistent, von geeigneten Vergleichswerten abweichend, verknüpft sind. Beispiele sind die von J. Snow 1853 bei zwei Epidemien in London nachgewiesenen Häufungen von Choleraerkrankungen und -todesfällen in Wohngebieten mit kontaminiertem Trinkwasser und in Familien, die sich an kontaminierten Brunnen versorgten. Auf diese Weise vermag die Epidemiologie zwar zu plausiblen Hypothesen über die Ursachen einer Krankheit zu gelangen. Die Prüfung dieser Hypothesen mit dem Ziel der Aufdeckung der Ätiologie der Krankheit bzw. des zugrundeliegenden kausalen Mechanismus – im Falle der Cholera die Infektion mit dem Bacterium Cholerae – ist allerdings nur auf einer anderen, der biologischen Ebene möglich, auf jener Ebene nämlich, der auch die ursächlichen Faktoren und ihr Wirkmechanismus zugehören.

Der Weg, zu aussichtsreichen Hinweisen zu gelangen, ist zunächst das Studium der wissenschaftlichen Literatur. Leider war es im ersten Ansatz nicht ermutigend. Die jüngsten, mit präzisen Diagnosedefinitionen und transnational validierten Erhebungsinstrumenten durchgeführten Studien, insbesondere die in 12 Zentren aus 10 Ländern durchgeführte WHO Schizophrenie-Studie war zu dem Ergebnis gekommen, daß das Erkrankungsrisiko der Schizophrenie in allen untersuchten Ländern mit Jahresinzidenzraten für eine präzise und enge Definition der Krankheit zwischen 7 und 14 pro 100 000 annähernd gleich ist (Jablensky et al. 1992). Die soziale Ungleichverteilung innerhalb offener Gesellschaften, die eine Generation von Sozialepidemiologen beschäftigt hatte, erwies sich eher als Folge denn als Ursache der Erkrankung (Häfner 1993).

Auf einer detaillierteren Ebene fanden wir dann doch zwei konsistent von den Erwartungswerten abweichende epidemiologische Befunde: die saisonale Geburtsterminverteilung Schizophrener und einen Geschlechtsunterschied im Erstaufnahmealter. Wir untersuchten zuerst den 2% bis maximal 10% erreichenden Exzeß von Geburtsterminen Schizophrener im Frühjahr, der in vielen Ländern auf der Nordhalbkugel gefunden worden war (Häfner et al. 1987). Auf der Basis unseres Fallregisters verglichen wir die saisonale Geburtsterminverteilung Schizophrener mit der Herkunftsbevölkerung und mit einer nach Geburtsjahr und Geschlecht parallelisierten Stichprobe. Wir konnten die abweichende Geburtsterminverteilung für unsere eigene Region voll replizieren. Nachdem bei Erweiterung unserer Analysen auf die Gesamtheit aller geistig behinderten Jugendlichen eines Geburtsjahrgangs und selbst bei schwer Erkrankten aus der Gesamtpopulation psychisch Kranker im wesentlichen dasselbe Verteilungsmuster wie bei Schizophrenen zutage trat, mußten wir einsehen, daß dieser Befund nicht spezifisch für Schizophrenie ist. Da es sich außerdem nur um eine leichte Verstärkung derselben saisonalen Schwankungen der Geburtenhäufigkeit um das Jahresmittel handelt, die auch die Gesamtbevölkerung zeigt, gaben wir dieses Thema als aussichtsarm auf.

Der Einstieg: Ein konstant von der Erwartung abweichender Befund – Geschlechtsunterschiede im Erstaufnahmealter für Schizophrenie

Kraepelin hatte schon 1909 berichtet, daß Frauen mit einer Dementia praecox – der späteren Schizophrenie – im Durchschnitt 5–10 Jahre später erstmals zur Krankenhausaufnahme kommen als Männer. Dieser seither in mehr als 50 Studien in zahlreichen Ländern bestätigte Befund konnte bisher nicht befriedigend aufgeklärt werden. Wir entschieden uns zu dem Versuch, dieser Frage nachzugehen, zumal die beiden mit der ersten Krankenhausaufnahme abweichend von der Erwartung verknüpften Variablen Alter und Geschlecht ideale Designvariablen sind. Sie sind einfach, leicht erfaßbar, das Alter intervallskaliert, das Geschlecht unveränderlich. Sie stehen kausal nur in einer Richtung mit Schizophrenie in Zusammenhang: Alter und Geschlecht können allenfalls Einfluß auf Krankheitsmerkmale haben, sie können nicht wie soziale oder psychologische Variablen auch Folge der Erkankung sein. Wir konnten deshalb hoffen, einigermaßen klar zu verstehen, was wir untersuchen, und verständlich zu interpretieren, was wir finden würden.

Das forschungslogische Gerüst der Studie

Damit ist die Zeit gekommen, unser forschungslogisches Gerüst mit seinen einzelnen Schritten von der Suchstrategie zur Hypothesengenerierung, über die Hypothesenprüfung zur Aufklärung des zugrundeliegenden Zusammenhangs und seiner

Übertragbarkeit auf die menschliche Schizophrenie vorzustellen (Abb. 1): Die Abbildung macht deutlich, daß die insgesamt 10 Schritte der Untersuchung auf drei verschiedenen Untersuchungsebenen durchgeführt wurden. Der vorgängige Schritt, Literaturstudien und Definition einer aussichtsreichen Fragestellung liegt bereits hinter uns. Die erste Untersuchungsebene, auf der die Schritte 2–7 erfolgen, ist die epidemiologische. Sie endete mit der Generierung einer möglichst plausiblen und spezifischen kausalen Hypothese. Die Prüfung dieser Hypothese muß auf derjenigen Gegenstandsebene erfolgen, auf der sie formuliert ist. Wenn die Plausibilitätsprüfung zur Formulierung biologischer Hypothesen geführt hat, dann ist die Prüfung auf dieser Ebene, etwa im Tierversuch, erforderlich. Hat sie zur Formulierung einer Psychogenie-Hypothese geführt, dann muß deren Prüfung auf der psychologischen Ebene erfolgen. Schließlich sollte, wenn eine Prüfung am Tiermodell zur Verifikation einer Hypothese geführt hätte, ihre Anwendbarkeit auf die menschliche Schizophrenie geprüft werden. Damit ist ein erneuter Ebenenwechsel, nämlich auf die klinische Ebene, zur Untersuchung an Schizophrenie erkrankter Menschen erforderlich.

Die Datenquelle für die Schritte 2–4 waren repräsentative Sekundärdaten aus zwei Ländern: Die Replikation des Befundes, Artefaktprüfung und der Ausschluß erster alternativer Erklärungen wurden, um den Forschungsaufwand klein zu halten, am nationalen dänischen Fallregister in Aarhus und an den Daten des 1981 geschlossenen Fallregisters am Zentralinstitut für Seelische Gesundheit in Mannheim durchgeführt.

Die Prüfung der Hypothese (Schritte 5, 6, 7), dem Geschlechtsunterschied im Erstaufnahmealter liege ein solcher im Ersterkrankungsalter zugrunde – eine zwingende Voraussetzung für alle weitergehenden Hypothesen, mit denen Aspekte der Krankheit selbst und nicht nur solche ihrer Behandlung erklärt werden sollen – war in gültiger Weise nur an Primärdaten möglich. Deshalb mußte zur direkten Untersuchung eines großen, repräsentativen Samples an Schizophrenie Erkrankter übergegangen werden. Schließlich waren als Datenquellen für die biologische Hypothesenprüfung Tiermodelle und für immunhistochemische Untersuchungen Hirngewebe zu verwenden (Schritte 8 und 9). Die Datenquelle für die klinische Prüfung wurde bereits angesprochen (Schritt 10).

Epidemiologische Untersuchungsebene

Transnationale Replikation des Geschlechtsunterschieds im Erstaufnahmealter

Wir begannen damit, die Ergebnisse zum höheren durchschnittlichen Erstaufnahmealter schizophrener Frauen systematisch zu replizieren. Dazu wurden uns die Daten des nationalen dänischen Fallregisters zur Verfügung gestellt, das alle

Schritte:
(1) Suche nach aussichtsreicher kausaler Fragestellung
(2) Transnationale Replikation des Geschlechtsunterschieds im Erstaufnahmealter
(3) Ausschluß von Artefakten
(4) Prüfung alternativer Erklärungen
(5) Prüfung der Hypothese: Geschlechtsunterschied im Ersterkrankungsalter erklärt Unterschied im Erstaufnahmealter
(6) Plausibilitätsprüfung biologischer versus psychosozialer Erklärungen
(7) Generierung kausaler Hypothesen
(8) Experimentelle oder quasiexperimentelle Prüfung
(9) Aufklärung des wirksamen neurobiologischen Mechanismus
(10) Prüfung der Anwendbarkeit auf den Menschen

Untersuchungs-Ebene: Theoretische Überlegungen | Epidemiologische Ebene | Psychologische oder biologische Ebene | Klinische Ebene

Datenquelle: Literaturstudium | transnationale Fallregister (Sekundärdaten) | repräsentative Stichprobe Schizophrener (Primärdaten) | Tiermodelle Post-mortem-Immunhistochemie | akut schizophrene Frauen

Abb. 1. Forschungslogisches Gerüst für das Projekt „Erklärung des Geschlechtsunterschieds im Erstaufnahmealter für Schizophrenie"

Aufnahmen in psychiatrische oder psychosomatische Krankenhäuser oder Tageskliniken Dänemarks umfasst. Da an Schizophrenie Erkrankte ein an 100% heranreichendes Lebenszeitrisiko aufweisen, mindestens einmal in ein psychiatrisches Krankenhaus aufgenommen zu werden (Weyerer und Dilling 1984), konnten wir davon ausgehen, daß die im dänischen Fallregister aufgeführten Erstaufnahmen eines Jahres unter der Diagnose Schizophrenie tatsächlich repräsentativ sind. Wir verglichen die Altersmittelwerte für alle Geschlechter mit jenen aller Erstaufnahmen Schizophrener aus drei Jahresperioden des Mannheimer Fallregisters. Zur Minderung des Risikos von Diagnoseartefakten führten wir die Vergleiche mit verschieden weiten Diagnosendefinitionen durch. Zum Ausschluß von Selektionsartefakten, die beispielsweise durch einen abweichenden Altersaufbau der Bevölkerungen z.B. durch Kriegsverluste oder starke Schwankungen der Geburtenraten zustande kommen können, verglichen wir nicht nur absolute Zahlen, sondern auch Raten auf der Basis aufeinanderfolgender 5 Altersjahrgänge der altersgleichen Bevölkerung. Tabelle 1 zeigt auf der Grundlage bevölkerungsbezogener Raten für eine weite und für eine enge klinische Diagnose Schizophrenie in Dänemark und in Mannheim signifikante ($p \leq .001$) Geschlechtsunterschiede zwischen 3,9 und 5,4 Jahren. Das höhere Altersmittel schizophrener Frauen bei erster Krankenhausaufnahme konnte also transnational repliziert werden.

Tabelle 1. Durchschnittsalter (in Jahren) bei Erstaufnahme unter der Diagnose Schizophrenie weiter bzw. enger Definition

	Weitere Diagnoe		Enge Diagnose	
	Dänemark ($n = 1169$)	Mannheim ($n = 336$)	Dänemark	Mannheim
Männer	34,8	33,1	32,8	32,5
Altersdifferenz	5,4	4,8	4,9	3,9
Frauen	40,2	37,9	37,7	36,4

$p \geq 0,001$

Fallregisterdaten: Dänemark 1976, Mannheim 1978–80; auf der Basis bevölkerungsbezogener Raten pro 5-Jahres-Altersgruppen

Ausschluß von Artefakten und alternativen Erklärungen

Als nächster Schritt stand der Versuch an, alternative Erklärungen auszuschließen: Bei gleichem Ersterkrankungsalter könnte das Erstaufnahmealter bei Frauen höher sein, weil entweder ein milderer Frühverlauf der Krankheit oder die unterschiedlichen sozialen Rollen der Geschlechter zur späteren Selbst- und Fremdwahrnehmung der beginnenden Psychose bei Frauen führen könnten. Wir haben auf dieser Ebene nur die zweite Alternativhypothese prüfen können, indem wir das Erstaufnahmealter berufstätiger Frauen und Männer verglichen. Der Altersunterschied blieb bei gleicher Größe signifikant. Eine Varianzanalyse zeigte für das Geschlecht, nicht aber für Berufstätigkeit, einen signifikanten Haupteffekt.

Während Mittelwert und Median des Altersunterschieds der Geschlechter bei Erstaufnahme und die Verteilungsmuster der Erstaufnahmen für Schizophrenie über die gesamte Altersspanne von 12 bis 60 Jahren zwischen Dänemark und Mannheim keine signifikanten Unterschiede aufwiesen, stießen wir auf einen unerwarteten Unterschied: Die Jahresraten über alle Altersklassen waren in Mannheim nahezu doppelt so hoch wie in Dänemark. Dieser Unterschied unterstrich die Notwendigkeit einer transnationalen Kontrolle von Diagnoseartefakten: Es war zu klären, ob in beiden Ländern nicht nur die gleichen Diagnosen, sondern auch die gleichen Krankheiten, sprich identische schizophrene Syndrome untersucht worden waren.

Tabelle 2. Prüfung der dänischen Fallregisterdaten auf Diagnoseartefakte bei Erstaufnahme unter einer Diagnose Schizophrenie oder verwandte Störungen*

	Klinische Diagnosen: ICD-8: 295	Operationale Diagnosen: Catego ICD-8: 295
Männer (in %)	49,1	63,3
Frauen (in %)	27,9	62,1
	$p \geq 0{,}05$	ns

Klinische und operationale Diagnose im Kontrollsample. (Männer $N = 104$; Frauen $N = 119$)
*Fischers exakter Test

Zu diesem Zweck zogen wir aus der dänischen Fallregisterstichprobe von 1169 Erstaufnahmen mit der Diagnose Schizophrenie eine Zufallsstichprobe von 116 Erstaufnahmen (55 Männer, 61 Frauen). Die zugehörigen Krankenakten wurden aus den psychiatrischen Krankenhäusern Dänemarks beigezogen und mit einem von uns entwickelten Instrument „Akten-IRAOS" von dänischen Mitarbeitern unseres Projekts ausgewertet (Munk-Jørgensen, Skadhede, Lützhoft). Auf der Grundlage der mit diesem standardisierten Verfahren erfaßten Symptome wurden mittels eines von der WHO geprüften Computer-Programms (CATEGO 4) operationale ICD-Diagnosen erstellt (Tabelle 2). Die Tabelle zeigt ein erstaunliches Ergebnis: Aus der dänischen Gesamtstichprobe mit weit definierter Schizophreniediagnose hatten 49% der Männer und nur 28% der Frauen eine eng definierte klinische Diagnose Schizophrenie ICD 295 erhalten. Die Anteile der operationalisierten Diagnose ICD 295 auf der

Grundlage der nach standardisiertem Verfahren erhobenen Teilstichprobe lauten bei Männern 63%, bei Frauen 62%. Der Geschlechtsunterschied war damit verschwunden, und der Unterschied der Jahresaufnahmeraten gegenüber Mannheim fragwürdig geworden.

Aus dem deutschen ABC Interview-Sample von 276 Erstaufnahmen mit derselben weiten Diagnosendefinition hatten 73% der Männer und 79% der Frauen mit demselben diagnostischen Verfahren eine operationalisierte Diagnose ICD 295 erhalten. Damit wurde deutlich, daß die dänischen Psychiater im klinischen Alltag Schizophrenie erheblich unterdiagnostizieren, und zwar bei Frauen mehr als bei Männern und in einem Umfang, dessen Berücksichtigung zu annäherungsweise gleichen Erstaufnahmeraten für die eng definierte Diagnose Schizophrenie von 11 bis 12 pro 100 000 in beiden Ländern führt. Darüber hinaus hat dieser zur Kontrolle von Diagnoseartefakten unternommene Schritt bestätigt, daß der Vergleich der Fallregistersamples aus Dänemark und Mannheim insoweit aussagekräftig ist, weil ihm trotz unterschiedlicher Häufigkeit klinischer Diagnosen auf beiden Seiten dieselben Krankheitszustände in annähernd gleicher Häufigkeit zugrundegelegen hatten.

Die Prüfung der ersten Hypothese – dem Geschlechtsunterschied im Erstaufnahmealter liegt ein solcher im Ersterkrankungsalter zugunde – an Primärdaten

Das Erhebungsinstrument

Damit rückte die Prüfung der Frage näher, ob dem Unterschied im Erstaufnahmealter tatsächlich ein Geschlechtsunterschied im Ersterkrankungsalter zugrundeliegt. Zur genauen Erfassung des Erkrankungsbeginns mußten wir ein geeignetes Instrument entwickeln, da ein operationalisiertes Erhebungsverfahren bisher nicht zur Verfügung stand.

Das strukturierte Interview IRAOS (Instrument for the Retrospective Assessment of the Onset of Schizophrenia) wurde auf der Basis international bewährter Skalen konstruiert (Häfner et al. 1990). Erfaßt werden Veränderungen im sozialen Bereich, Symptomatik, unspezifische Anzeichen oder Prodromi, funktionelle Beeinträchtigung und soziale Behinderung. Sie werden mit Hilfe von Ankerereignissen in eine Zeitmatrix eingeordnet, um die Datierung von Erinnerungen zu erleichtern. Zur Verminderung der wichtigsten Fehlerquelle retrospektiver Erhebung, Gedächtnismängel, wurde das IRAOS bei drei Informationsquellen unabhängig erhoben, am Kranken selbst, seinem nächsten Angehörigen und auf der Grundlage aller verfügbaren Akten (Tabelle 3). Zur Zuverlässigkeitsprüfung der Altersschätzungen haben wir für verschiedene Definitionen von Krankheitsbeginn die aus drei Quellen gewonnenen Mittelwerte verglichen und eine sehr gute Übereinstimmung mit einer Ausnahme erhalten: Lediglich das erste positive Symptom wird von Angehörigen und auf Aktenbasis etwa 1 Jahr später – ohne signifikanten Unterschied – registriert als vom Kranken selbst. Wir vermuten, daß positive Symptome, Halluzinationen und Wahn, als erlebte aber zunächst nicht beobachtbare Phänomene von der Umgebung häufiger verspätet registriert werden, als die meisten von Verhaltensänderungen begleiteten sogenannten negativen Symptome.

Tabelle 3. Altersmittel bei verschiedenen Definitionen des Erkrankungsbeginns ermittelt nach Angaben von Patienten, Angehörigen und Akten ($n = 165$)

	Patient	Angehöriger	Akte	P
Frühestes Zeichen einer psychischen Störung	25,4	25,6	25,9	ns
1. psychotisches Symptom	27,9	28,8	28,9	ns
Beginn der Indexepisode	29,4	29,0	29,4	ns
Indexaufnahme	30,0	30,0	30,0	ns

ns nicht signifikant

Die ABC-Stichprobe Schizophrener

Ein Vergleich von Altersmittelwerten und Altersverteilung bei Krankheitsausbruch zwischen den Geschlechtern läßt nur dann valide Ergebnisse erwarten, wenn er von einer großen repräsentativen Stichprobe Schizphrener mit weitdefinierter Diagnose als Eingangskriterium ausgeht, so daß bei enger definierten Diagnosen noch hinreichende Fallzahlen in der gesamten Altersspanne des Erkrankungsrisikos verbleiben. Wegen der niedrigen Ersterkrankungsrate von etwa $\frac{10}{100000}$ und wegen des häufigen Beginns mit unspezifischen Symptomen sind Bevölkerungsstudien zur prospektiven Erfassung aller beginnenden Schizophrenien nicht sinnvoll. Wir haben deshalb zwei Jahre lang (1987–89) alle psychiatrischen Erstaufnahmen aus 10 psychiatrischen Krankenhäusern erhoben, die eine halb städtische, halb ländliche Bevölkerung von ca. Mio 1,5 versorgen (Heidelberg, Mannheim, Rhein-Neckar-Kreis, Vorderpfalz):

Einschlußkriterien

Deutsche Nationalität, Alter 12–59 Jahre bei erster (Lebenszeit-)Aufnahme unter der Einschlußdiagnose nichtaffektive funktionelle Psychose (ICD-9:295, 297, 298.3, 298.4).

Ausschlußkriterien

Exogene Psychose, schwere geistige Behinderung und andere schwere Hirnschädigungen;

Untersuchungssamples

PSE-Interview (Wing et al. 1974, v. Cranach 1978) zur Erfassung der Symptomatik maximal 2 Wochen nach Aufnahme;

$N = 176$ 133 Männer   143 Frauen

IRAOS-Interview zur retrospektiven Erfassung von Beginn und Frühverlauf ca. 6 Wochen nach Aufnahme;

$N = 167$ 127 Männer   140 Frauen

Die beiden Interviews wurden durch trainierte Psychiater oder Psychologen durchgeführt, das zur Symptomerfassung vorgesehene PSE unverzüglich nach Aufnahme, um die Symptomatik in der akuten Episode zu erfassen, das retrospektive IRAOS-Interview nach Abklingen der akuten Symptomatik, um Gedächtnisverzerrungen durch die Krankheit zu vermeiden.

Wir hatten als nächsten Schritt zwei weitere alternative Erklärungen des Geschlechtsunterschieds im Erstaufnahmealter auszuschließen: sowohl eine mildere Symptomatik als ein kürzerer Frühverlauf beim weiblichen Geschlecht könnten zu einer späteren Erstaufnahme führen. Tatsächlich zeigten die Art der frühen Symptomatik, die Dauer und die Akuität des Frühverlaufs vor Erstaufnahme keine signifikanten Geschlechtsunterschiede (Häfner et al. 1993).

Die Hypothese wird verifiziert: Frauen erkranken tatsächlich später an Schizophrenie!

Zur direkten Prüfung unserer Hypothese, der Geschlechtsunterschied im Erstaufnahmealter gehe auf einen solchen bei Krankheitsausbruch zurück, haben wir die Altersmittel für 4 Definitionen von Krankheitsbeginn bei Männern und Frauen des ABC Samples einander gegenübergestellt. (Abb. 2) Die Altersunterschiede sind mit Werten zwischen 3,2 und 4,1 Jahren in allen Fällen hochsignifikant. Ähnliche Ergebnisse zeigt der Vergleich des jeweiligen Medians. Die Parallelität der verglichenen Altersmittel unterstützt die Zuverlässigkeitsannahme der einzelnen Definitionen bzw. der für sie errechneten Werte. Wenn statt der weiten eine enge klinische

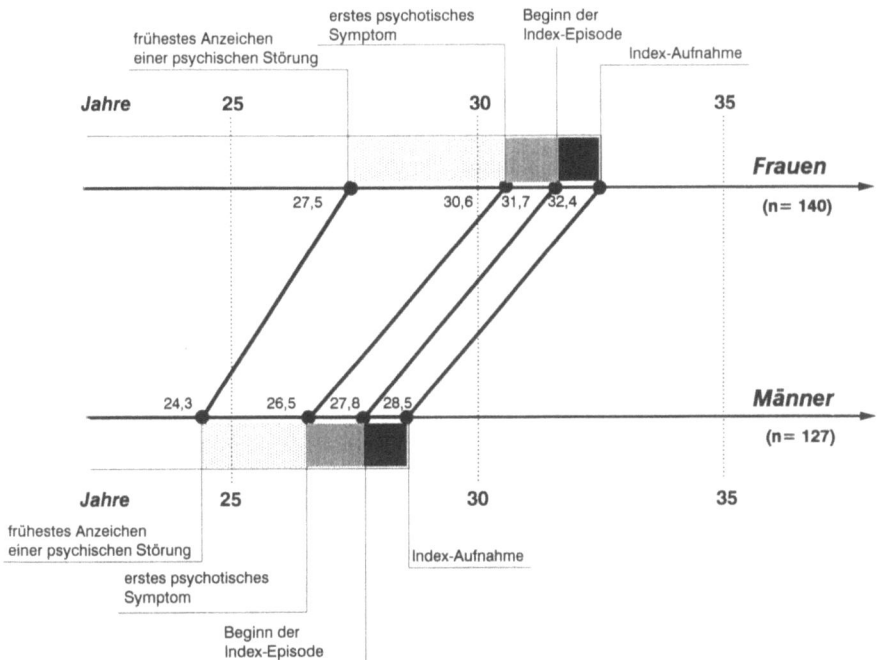

Abb. 2. Mittleres Alter zu verschiedenen Zeitpunkten im frühen Verlauf der Schizophrenie; weite Definition (ICD 9-295, 297, 298.3, 298.4). Mannheim, Heidelberg, Rhein-Neckar-Kreis, Ostpfalz

oder eine operationale Schizophrenie-Diagnose zugrundegelegt wird, bleiben die signifikanten Unterschiede in nahezu gleicher Größe erhalten. Damit wird unsere Hypothese eindeutig gestützt. Mit dem Geschlecht verbundene Faktoren, die für diesen Altersunterschied verantwortlich sind, scheinen auf den Ausbruch der Krankheit selbst und nicht auf dem Umweg über akzidentelle Faktoren wie Unterschiede im Hilfesuchverhalten, in der Symptomatik, in Art und Dauer des Frühverlaufs auf den Zeitpunkt der ersten Krankenhausaufnahme zu wirken.

Die Suche nach plausiblen Erklärungshypothesen: Psychosoziale versus biologische Annahmen

Damit stand die schwierige Suche nach plausiblen Hypothesen zur Erklärung des Geschlechtsunterschieds im Ersterkrankungsalter an. Wir machten zunächst den Versuch, die Plausibilität psychosozialer versus biologischer Erklärungen zu prüfen. Die erste Annahme, auf die wir stießen, wurde von der Tatsache nahegelegt, daß 46% der schizophrenen Frauen, aber nur 16% der Männer bereits zum Zeitpunkt der ersten Krankenhausaufnahme jemals verheiratet gewesen waren. Das mittlere Alter bei erster Heirat betrug im Erhebungsjahr in der Bundesrepublik bei Männern 28,0, bei Frauen 25,5 Jahre. Da das mittlere Ersterkrankungsalter der Männer 24,3, der Frauen 27,5 Jahre beträgt, ist zu erwarten, daß bei Krankheitsausbruch wesentlich mehr Frauen als Männer bereits verheiratet sind. Wir hatten deshalb die Alternativhypothese zu prüfen: A) Frühe Heirat schützt Frauen häufiger vor Schizophrenie (Protektionshypothese). B) Die früher beginnende Schizophrenie wirkt bei den im Durchschnitt später heiratenden Männern häufiger als Ehehindernis (Selektionshypothese). Tatsächlich wurde die Vermutung, die Ehe übe eine Schutzfunktion gegenüber psychosozialem Streß aus, während die größere Isolation alleine Lebender ein Risikofaktor für Schizophrenie sein könnte, schon mehrfach vertreten (siehe Häfner et al. 1993).

Zur Prüfung dieser Alternativhypothese haben wir das zeitliche Nacheinander von Heirat und Krankheitsausbruch ermittelt. Demnach hatten nur 4 Männer (3%) und 12 Frauen (9%) nach dem Auftreten des ersten Zeichens einer psychischen Erkrankung und nur zwei Männer und eine Frau nach dem Auftreten des ersten psychotischen Symptoms noch geheiratet. Alle übrigen hatten vorher geheiratet und waren bei Ausbruch der Psychose teilweise bereits wieder geschieden (Riecher-Rössler et al. 1992). Das bedeutet, daß die Schizophrenie vom Auftreten der ersten Symptome an die Chance einer Eheschließung radikal vermindert. Ledig bleiben ist daher eher eine Folge der Erkrankung als ein Beitrag zu ihrer Verursachung. Allerdings können wir die Hypothese, die Ehe übe generell eine Schutzwirkung gegen den Ausbruch der Krankheit aus, nicht verwerfen, obwohl sie nach unseren Ergebnissen nicht mehr plausibel ist. Wir haben nämlich nur Schizophrene hinsichtlich Häufigkeit und Zeitpunkt der Eheschließung und nicht die beiden Risikobevölkerungen Verheiratete versus Unverheiratete hinsichtlich ihres Schizophrenierisikos untersucht.

Ein weiteres Argument der Prüfung der Plausibilität psychosozialer versus biologischer Erklärung ist die Abhängigkeit des Geschlechtsunterschieds im Ersterkrankungsalter von soziokulturellen Faktoren. Wir haben deshalb bereits den Geschlechtsunterschied im Erstaufnahmealter unter verschiedenen Diagnosedefinitionen transnational zwischen Dänemark und Deutschland verglichen. Unter derselben Fragestellung analysierten wir mit Erlaubnis der Weltgesundheitsorganisation die Daten jener methodisch sorgfältig geplanten WHO Studie zur Inzidenz der Schizophrenie, die in zwölf Zentren von 10 Ländern durchgeführt worden war (Jablensky et al. 1992). Bei der Auswertung der gepoolten Daten lag das mittlere Ersterkrankungsalter der Frauen in weitgehender Übereinstimmung mit unseren Ergebnissen mit 3,4 Jahren auf dem .001-Niveau signifikant höher als jenes der Männer. In Einzelvergleichen, in die wir die Daten aus 11 Zentren von 10 Ländern einbeziehen konnten, war das Ersterkrankungsalter der Frauen in keinem Fall niedriger als jenes der Männer (Hambrecht et al. 1992). Die Unterschiede waren jedoch in den Entwicklungsländern durchwegs geringer, was vermutlich darauf zurückgeht, daß sich eine niedrigere Lebenserwartung bei den deutlich später erkrankenden Frauen stärker auf eine Reduzierung des Altersmittels auswirkt, als bei den früh erkrankenden Männern.

Die transnationale und transkulturelle Stabilität des Geschlechtsunterschieds im Ersterkrankungsalter macht Erklärungen durch soziale oder psychologische Faktoren, die meist kulturvariabel sind, unwahrscheinlich. Zusammen mit den negativen Ergebnissen der von uns geprüften sozialen Erklärungsansätze macht sie dagegen biologische Hypothesen zunächst plausibler.

Die Suche nach prüfbaren, spezifischen Erklärungshypothesen

Geschlechtsunterschiede im Verteilungsmuster des Krankheitsausbruchs über die gesamte Altersspanne

Damit stellte sich die Aufgabe, nach prüfbaren Erklärungshypothesen für den früheren Ausbruch der Schizophrenie bei Männern und für den späteren bei Frauen auf der biologischen Ebene zu suchen. Wir prüften zunächst, ob das epidemiologische Verteilungsmuster des Krankheitsausbruchs nach Alter und Geschlecht Hinweise geben konnte. Legt man die beiden frühen Definitionen von Krankheitsausbruch, das erste Zeichen einer psychischen Störung und das erste Auftreten eines psychotischen Symptoms, zugrunde und stellt die Verteilung von jeweils 5 Altersjahrgängen als prozentualen Anteil an der Gesamtheit der Ersterkrankungen über die Altersspanne 12-59 Jahre dar (Abb. 3), so zeigen sie annähernd parallele Verteilungsmuster. Sie entsprechen mit einer zeitlichen Verschiebung um 4-5 Jahre nach vorne ziemlich genau den Mustern der Altersverteilung von Erstaufnahmen an den beiden Fallregisterstichproben aus Dänemark und Mannheim. Geht man vom frühesten Anzeichen der Krankheit aus, so zeigen Männer einen früh beginnenden steilen Anstieg mit Gipfel zwischen 15 und 24 Jahren, danach einen fast monotonen Abfall. Frauen zeigen einen etwas späteren Anstieg und einen flacheren Gipfel zwischen 20 und 29 Jahren und danach zunächst ebenfalls einen stetigen Abfall. In der Altersgruppe von 45-49 Jahren findet sich jedoch ein zweiter kleinerer Gipfel bei Frauen, der gegenüber den altersgleichen Männern im Verhältnis von etwa 3:1 steht. Dieser Unterschied und das Abweichen vom extrapolierten Trend in der Altersgruppe 45-49 Jahre bei Frauen sind auf dem .05-Niveau signifikant.

Das epidemiologische Verteilungsmuster über den weiblichen Lebenszyklus: verzögerter Anstieg in der Jugend und zweiter Gipfel im Alter der beginnenden oder

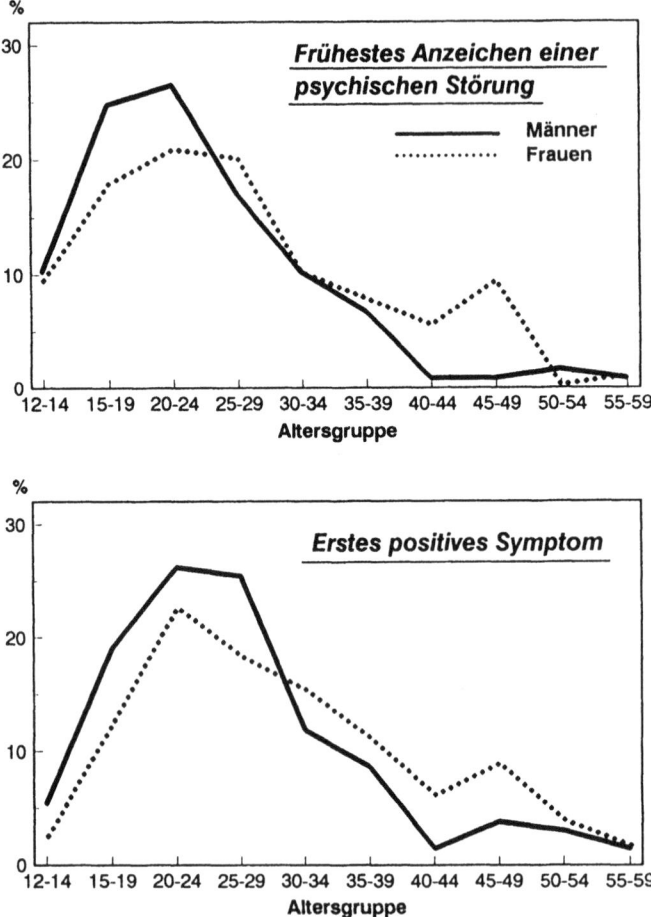

Abb. 3. Geschlechtsspezifische Altersverteilungen zu verschiedenen Zeitpunkten im frühen Verlauf der Schizophrenie; weite Definition (ICD 9-295, 297, 298.3, 298.4). Mannheim, Heidelberg, Rhein-Neckar-Kreis, Ostpfalz

gerade eingetretenen Menopause, läßt im Hinblick auf die größere Plausibilität einer biologischen Erklärung einen Zusammenhang mit der Östrogensekretion vermuten. Ein Zusammenhang zwischen schizophrener Symptomatik und östrogenarmen Phasen im weiblichen Lebenszyklus wurde bereits von einigen Autoren vermutet (Seeman 1983, Loranger 1984, Lewine 1988), aber empirisch bisher noch nicht nachgewiesen. Ein Argument für diese Hypothese ist auch die relative Seltenheit schizophrener Episoden in der Östrogen-Hochsekretionsperiode Schwangerschaft und die Häufung psychotischer Episoden in der östrogenarmen Nachgeburtsperiode.

Die Prüfhypothesen: Östrogen erhöht die Vulnerabilitätsschwelle für Schizophrenie

Auf diese Plausibilitätserwägungen gestützt formulierten wir unsere Erklärungshypothesen: 1. Ein früher, noch vor Abschluß der Hirnentwicklung eintretender Effekt von Östrogen erhöht die Vulnerabilitätsschwelle für Schizophrenie schon vor der Pubertät und bewirkt durch diese relative Schutzwirkung eine im Mittel 3–4 Jahre ausmachende Verzögerung des Auftretens der Krankheit bei Frauen. 2. Von der Pubertät an wird dieser strukturelle Effekt durch einen funktionellen Effekt verstärkt. 3. Beide Effekte scheinen mit dem Absinken der Östrogensekretion um die Menopause zu schwinden. Diejenigen genetisch zur Schizophrenie disponierten Frauen, die bis dahin unter dem Schutz der Östrogensekretion nicht erkrankt waren, bekommen durch die Verminderung dieses Schutzes um die Zeit der eintretenden Menopause ihren ersten Krankheitsschub. Sie bilden den zweiten Gipfel schizophrener Ersterkrankungen.

Zwei alternative Hypothesen waren zu prüfen: der spätere Ausbruch der Schizophrenie bei Frauen oder der frühere bei Männern. Beides könnte auch direkt durch die Geschlechts-Chromosomen vermittelt werden. Wir haben deshalb die kumulative Inzidenz für Schizophrenie über die gesamte Risikoperiode 12-59 Jahre verglichen (Abb. 4). Dieser Wert, ein guter Indikator für das Erkrankungsrisiko auf Lebenszeit, ist mit 13,14 pro 100 000 für Frauen und 13,21 pro 100 000 für Männer identisch. Damit wird geklärt, daß die Schizophrenie mit hoher Wahrscheinlichkeit nicht durch direkten Einfluß der Geschlechts-Chromosomen verursacht ist. Zu suchen ist vielmehr nach einem den Krankheitsausbruch verzögernden Faktor beim weiblichen und möglicherweise einem beschleunigenden Faktor beim männlichen Geschlecht. Damit ist auch die zweite alternative Erklärung formuliert: Testosteron könnte die Vulnerabilitätsschwelle beim männlichen Geschlecht deutlich absenken und damit das frühere Auftreten der Krankheit bei den genetisch zur Schizophrenie disponierten Männern zur Folge haben. Wir haben diese Hypothese mit den gleichen Methoden wie die Östrogenhypothese im Tierversuch mit negativen Ergebnissen geprüft (Häfner et al. 1991).

Die Prüfung der Östrogenhypothese am Tiermodell

Das einzige bisher bekannte therapeutisch wirksame Prinzip bei der Schizophrenie ist die Blockade der D_2-Rezeptoren durch Neuroleptika. Damit war zu überlegen, ob der Angriffspunkt der Östrogene nicht am Wirkmechanismus der dopaminergen

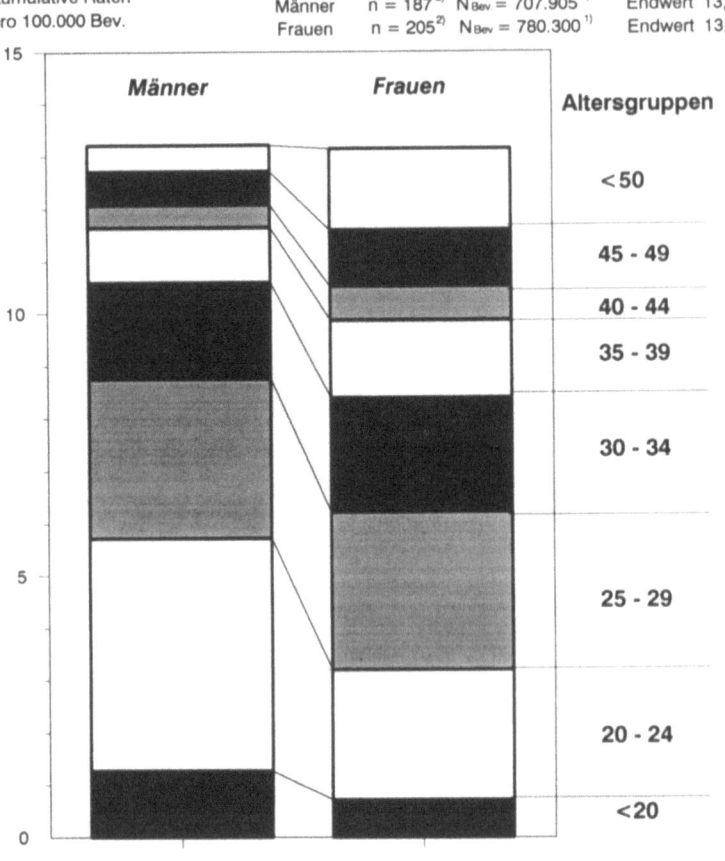

Abb. 4. Kumulative Erstaufnahmeraten für Schizophrenie; weite Diagnosendefinition (ICD 295, 297, 298.3 und .4). Datenquelle: Repräsentatives Erstaufnahmesample (1987/89), $n\,0 =$ 392. Einzugsgebiet: Mannheim, Heidelberg, Rhein-Neckar-Kreis, Ostpfalz

Neurotransmission zu suchen ist. Nachdem kurzfristige Östrogengaben im Tierversuch zu Neuroleptika-ähnlichen Effekten führen, lag es nahe, die Prüfhypothese hierauf zu gründen.

Zusammen mit Gattaz, Behrens und de Vry (Häfner et al. 1991) prüften wir die auf der epidemiologischen Ebene entwickelten Hypothesen im Tiermodell am klassischen Paradigma dopamininduzierten Verhaltens. Wir führten je an einer Gruppe neugeborener und erwachsener weiblicher Ratten nach Ovarektomie eine mehrwöchige Behandlung mit Östradiol (17-ß-E2) durch und verglichen sie mit je

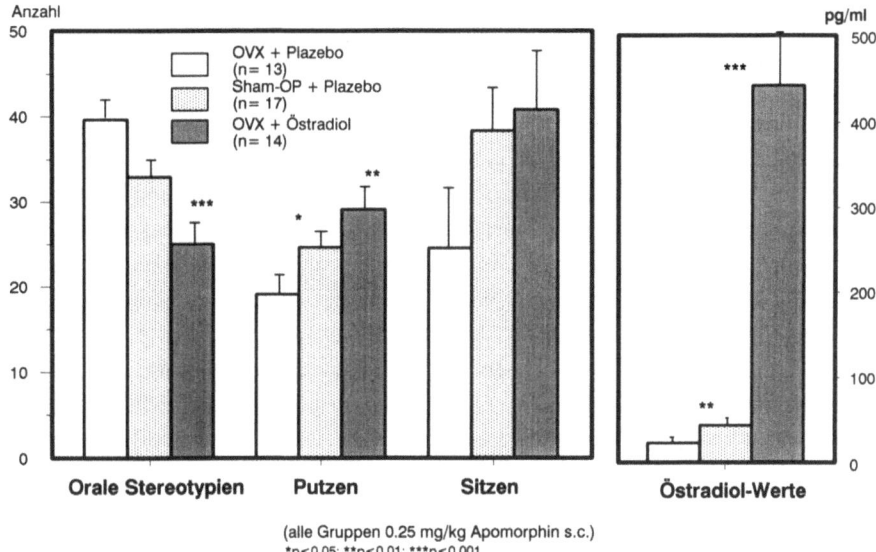

Abb. 5. Apomorphin-induzierte Stereotypien und Östradiol-Plasmawerte bei neugeborenen chronisch behandelten Ratten

einer Gruppe scheinovarektomierter Ratten, die Plazebo erhalten hatten und damit physiologische Östrogenspiegel aufwiesen, und je einer dritten östrogenarmen Vergleichsgruppe. Die neugeborenen Tiere dieser dritten Gruppe wurden ovarektomiert und mit Plazebo behandelt, d.h. weitgehend östrogenfrei gehalten, während die erwachsenen Ratten dieser Gruppe nach Ovarektomie nur ein Viertel der in der Indexgruppe gegebenen Dosis von Östradiol (17-ß-E2) erhalten hatten. Die Kontrolle der Plasmaspiegel bestätigte, daß die beiden Indexgruppen tatsächlich die höchsten Östradiolspiegel aufwiesen. Die Apomorphinstimulation dopaminergen Verhaltens – orale Stereotypien, Sitzverhalten und Putzen – hatte bei den mit hohen Östradioldosen behandelten neugeborenen Tieren signifikant schwächere Effekte als bei den Tieren mit physiologischem Östrogenspiegel, und bei diesen wiederum schwächere Effekte als bei der östrogenfreien Kontrollgruppe. Bei erwachsenen Tieren waren die Effektunterschiede gleichgerichtet aber schwächer. Dieses Ergebnis stützt zunächst einmal unsere Hypothese: chronische Östradiolgaben reduzieren das dopaminstimulierte Verhalten, und zwar bei neugeborenen Tieren stärker als bei erwachsenen (Abb. 5).

Die Aufklärung des zugrundeliegenden neurohormonalen Mechanismus

Um den neurohormonalen Mechanismus aufklären zu können, der zur Abschwächung von Dopamin-Stimulationseffekten durch Östradiolbehandlung führt, untersuchten wir an post-mortem aufbereitetem Gehirngewebe (nucleus striatus) die Bindung mit dem D_2-Liganden Sulpirid (Häfner et al. 1991). Die Anzahl der Bindungsstellen war zwischen östradiolbehandelten Tieren und beiden Vergleichsgruppen gleich. Dagegen war die Dissoziationskonstante (K_d) bei den östradiolbehandelten neugeborenen Tieren um das 2,8fache signifikant erhöht, was auf eine deutlich niedrigere Affinität der D_2-Rezeptoren gegenüber diesem Dopaminantagonisten schließen läßt. Bei den erwachsenen Tieren waren die Unterschiede zwischen den drei Gruppen nicht mehr signifikant.

Wir folgerten aus diesen Ergebnissen, daß eine langfristige Östradiolbehandlung zu einer Verminderung der Sensitivität der D_2-Rezeptoren im Gehirn führen kann (Hypothese 2). Nachdem dieser Effekt bei neugeborenen Tieren eindeutig stärker war als bei erwachsenen, stützt er unsere Vermutung eines frühen, möglicherweise strukturellen Östrogeneffekts (Hypothese 1). Es scheint deshalb berechtigt zu vermuten, daß der Neuromodulator Östrogen für die Erhöhung der Vulnerabilitätsschwelle für Schizophrenie und damit für das höhere Ersterkrankungsalter bei Frauen verantwortlich ist. Östrogen setzt hier mit einem etwas unterschiedlichen Mechanismus am selben Effektor an, an dem auch die einzige Gruppe der bei Schizophrenie wirksamen Medikamente, die dopaminblockierenden Neuroleptika ansetzen.

Das Absinken der Östrogensekretion in der Menopause könnte also über die Verminderung der Schutzwirkung der Östrogene die Vulnerabilitätsschwelle für Schizophrenie erniedrigen und so den zweiten Gipfel der Ersterkrankungen bei Frauen erklären (unsere Hypothese 3).

Prüfung der Anwendbarkeit der Ergebnisse auf die Schizophrenie am Menschen: Formulierung von prüfbaren Hypothesen

Damit wurden die auf der epidemiologischen Ebene generierten Hypothesen auf der tierexperimentellen Ebene gestützt. Durch die Ergebnisse der immunhistochemischen Untersuchungen am Hirngewebe einerseits und durch die partielle Analogie mit den am selben Effektor ansetzenden Neuroleptika andererseits scheint auch der zugrundeliegende Wirkmechanismus geklärt zu sein. Um diese Ergebnisse auf die menschliche Schizophrenie übertragen zu können, war jedoch noch ihre Prüfung auf der klinischen Ebene erforderlich.

Die Möglichkeiten dieser Prüfung sind aus verschiedenen Gründen sehr begrenzt. Zusammen mit A. Riecher-Rössler (Riecher-Rössler und Häfner 1993) haben wir den menstruellen Zyklus als Variation der Bedingung „Östrogensekretion" gewählt und akut schizophrene Frauen mit normalem menstruellem Zyklus untersucht. Wir formulierten zwei Hypothesen:

1. In akuten schizophrenen Episoden verändert sich die Intensität der Symptomatik in Abhängigkeit von der Zyklusphase: in der östrogenarmen prämenstruellen Phase ist die Symptomatik am stärksten, in der östrogenreichen präovulatorischen Phase am geringsten.

2. Östradiolserumspiegel und das Maß der schizophrenen Symptomatik korrelieren negativ. Wir haben 32 an akut schizophrener Symptomatik leidende Frauen im Alter von 18–43 Jahren (Mittel 30,5 Jahre) untersucht. Der Menstruationszyklus wurde in 4 Teilphasen unterteilt. In siebentägigem Abstand wurden Östradiol- und andere hormonelle Parameter bestimmt. Gleichzeitig wurde die Symptomatik mit Selbst- und Fremdbeurteilungsinstrumenten erfaßt (Riecher-Rössler et al. 1993).

Die Prüfung der Hypothesen am menstruellen Zyklus akut schizophrener Frauen

Wir fanden im Vergleich zu Normwerten gesunder Frauen verringerte Zyklusschwankungen und niedrigere Mittelwerte für Östradiol und Progesteron in der Mehrzahl der schizophrenen Frauen. Wahrscheinlich geht ein Teil der Mindersekretion von Sexualhormonen auf die neuroleptische Behandlung zurück. Ein anderer Teil ist durch eine mit dem Krankheitsprozeß assoziierte Störung der gonadalen Achse bedingt, wofür es zahlreiche Hinweise aus der Zeit vor der Einführung der Neuroleptika gibt (Riecher-Rössler und Häfner 1993). Trotz der verringerten Östradiolschwankungen und der kleinen Zahl untersuchter Patientinnen fand sich sowohl ein signifikanter Zusammenhang zwischen der schizophrenen und der unspezifischen Symptomatik einerseits und den Zyklusphasen andererseits im Sinne unserer Hypothese 1, als auch eine signifikant negative Korrelation zwischen Östradiolspiegel und Symptommaßen mit Ausnahme der Depressivität ($p \leq .05$).

Damit werden Übertragbarkeit und klinische Relevanz unserer Hypothesen bestätigt: Es kann als wahrscheinlich gelten, daß sich die akute schizophrene

Symptomatik während eines normalen menstruellen Zyklus bei hohem Östradiolspiegel überwiegend leicht bessert und bei niedrigem Östradiolspiegel leicht verschlimmert. Die Tatsache, daß dieser Effekt nur selten mitgeteilt wurde, hängt vermutlich damit zusammen, daß normale menstruelle Zyklen bei schizophrenen Frauen sehr selten und die hormonellen Schwankungen niedrig sind. Außerdem werden die zyklusabhängigen Schwankungen der Symptomatik und des Befindens in der akuten Episode durch die rasch einsetzende neuroleptische Behandlung häufig maskiert.

Die depressive Symptomatik variiert im Gegensatz zur schizophrenen nicht in signifikantem Ausmaß zyklusabhängig. Dieser Befund ist mit unserer Hypothese gut vereinbar. Depressivität scheint im Gegensatz zur schizophrenen Symptomatik mit der dopaminergen Neurotransmission nicht in engem Zusammenhang zu stehen.

Schluß

Damit bin ich am Ende meiner Demonstration einer aussichtsreichen Frage aus der Schizophrenieforschung angelangt, die in systematischer Suchstrategie aufgefunden und nach forschungslogischem Plan auf 3 Ebenen in aufeinanderfolgenden Schritten bearbeitet wurde. Das Resultat ist ganzheitlich gesehen freilich bescheiden. Es ist uns nicht gelungen, einen substantiellen Beitrag zur Ätiologie der immer noch unaufgeklärten Erkrankung Schizophrenie zu leisten. Aber ganz uninteressant sind die Ergebnisse unserer Studie auch nicht. Die Tatsache, daß der längst bekannte, bevorzugt an D_2-Rezeptoren ansetzende Mechanismus der dopaminergen Neurotransmission – er gibt den bisher einzig wirksamen Zugang für die Therapie schizophrener Symptome – durch Östrogen in einem Ausmaß zu modulieren ist, daß das Auftreten der schizophrenen Psychose verzögert werden kann, ist nicht uninteressant. Gerade weil dieser neurohormonale Mechanismus für die Manifestation der schizophrenen Symptomatik von erheblicher Bedeutung zu sein scheint, gibt er Anhaltspunkte für weitere Untersuchungen, die im übrigen auch an verschiedenen Orten bereits im Gange sind.

Allerdings darf auch nicht übersehen werden, daß unsere Ergebnisse der Replikation bedürfen. Auch wenn sie mittels konfirmativer Hypothesenprüfung am Tier gewonnen und ihre Übertragbarkeit auf klinische Zusammenhänge gestützt wurde, sind einmal erhobene Befunde noch kein ausreichender Beweis ihrer Validität.

Literatur

Cranach, v M (1978) Present State Examination, deutsche Bearbeitung. Beltz, Weinheim
Häfner H (1993) What is schizophrenia? Neurology, Psychiatry and Brain Research (im Druck)
Häfner H, Behrens S, de Vry J, Gattaz WF, Löffler W, Maurer K, Riecher-Rössler A (1991) Warum erkranken Frauen später an Schizophrenie? Erhöhung der Vulnerabilitätsschwelle durch Östrogen. Nervenheilkunde 10: 154–163
Häfner H, Haas S, Pfeifer-Kurda M, Eichhorn S, Michitsuji S (1987) Abnormal seasonality of schizophrenic births – a specific finding? Eur Arch Psychiatry Neurol Sci 236: pp 333–342
Häfner H, Riecher A, Maurer K, Meissner S, Schmidtke A, Fätkenheuer B, Löffler W, an der Heiden W (1990) Ein Instrument zur retrospektiven Einschätzung des Erkrankungsbeginns bei Schizophrenie (Instrument for the retrospective assessment of the onset of schizophrenia – „IRAOS") – Entwicklung und Ergebnisse. Z Klin Psychol 19: 230–255
Häfner H, Riecher-Rössler A, an der Heiden W, Maurer K, Fätkenheuer B, Löffler W (1993) Generating and testing a causal explanation of the gender difference in age at first onset of schizophrenia. Psychol Med 23: 925–940
Hambrecht M, Maurer K, Sartorius N, Häfner H (1992) Transnational stability of gender differences in schizophrenia? An analysis based on the WHO Study on Determinants of Outcome of Severe Mental Disorders. Eur Arch Psychiatry Clin Neurosci
Jablensky A, Sartorius N, Ernberg G, Anker M, Iorten A, Cooper JE, Day R, Bertelsen A (1992) Schizophrenia: manifestations, incidence and course in different cultures. A World Health Organization ten-country study. Psychol Med Monograph Suppl. 20. Cambridge University Press, Cambridge
Lewine RRJ (1988) Gender and schizophrenia. In: Nasrallah HA (ed.) Handbook of Schizophrenia, vol 3, Elsevier, pp 379–397
Loranger AW (1984) Sex differences in age of onset of schizophrenia. Arch Gen Psychiatry 41: pp 157–161,
Riecher-Rössler A, Fätkenheuer B, Löffler W, Maurer K, Häfner H (1992) Is age of onset in schizophrenia influenced by marital status? Some remarks on the difficulties and pitfalls in systematic testing of a „simple" question. Soc Psychiatry Psychiatr Epidemiol 27: 122–128
Riecher-Rössler A, Häfner H (1993) Schizophrenia and oestrogens – is there an association? Eur Arch Psychiatry Clin Neurosci 242: pp 323–328
Riecher-Rössler A, Häfner H, Stummbaum M, Maurer K, Schmidt R (1993) Can estradiol modulate schizophrenic symptomatology? Schizo Bull (in press)
Seeman MV (1983) Interaction of sex, age, and neuroleptic dose. Comprehensive Psychiatry 24: pp 125–128
Weyerer S, Dilling H (1984) Prävalenz und Behandlung psychischer Erkrankungen in der Allgemeinbevölkerung. Ergebnisse einer Feldstudie in drei Gemeinden Oberbayerns. Nervenarzt 55: 30–42
Wing JK, Cooper JE, Sartorius N (1973) Present State Examination (PSE). Medical Research Council, Cambridge University Press, London

Sitzungsberichte der Heidelberger Akademie der Wissenschaften
Mathematisch-naturwissenschaftliche Klasse

Die Jahrgänge bis 1921 einschließlich erschienen im Verlag von Carl Winter, Universitätsbuchhandlung in Heidelberg, die Jahrgänge 1922–1933 im Verlag Walter de Gruyter & Co. in Berlin, die Jahrgänge 1934–1944 bei der Weißschen Universitätsbuchhandlung in Heidelberg. 1945, 1946 und 1947 sind keine Sitzungsberichte erschienen.
Ab Jahrgang 1948 erscheinen die „Sitzungsberichte" im Springer-Verlag.

Inhalt des Jahrgangs 1989:
1. K. zum Winkel. Zur Problemgeschichte der Klinischen Radiologie. DM 19,-.
2. W. Doerr. Uber den Krankheitsbegriff - dargestellt am Beispiel der Arteriosklerose. DM 53,-.
3. E. Mosler. W. Folkhard. W. Geercken. E. Knörzer. H. Nemetschek-Gansler, Th. Nemetschek. M. H. J. Koch. P. P. Fietzek. Strukturdynamik nativer und künstlich vernetzter Sehnenfasern. DM 19,80.
4. E. K. F. Bautz. J. R. Kalden. M. Homma. E. M. Tan (Eds.). Molecular and Cell Biology of Autoantibodies and Autoimmunity – Abstracts, 1st International Workshop, July 27-29, 1989. Heidelberg. DM 56,-.
5. R. Bayer. P. Schlosser. G. Bonisch. H. Rupp. F. Zaucker, G. Zimmek. Performance and Blank Components of a Mass Spectrometric System for Routine Measurement of Helium Isotopes and Tritium by the ^{3}He Ingrowth Method. DM 25,-.

L. Arab-Kohlmeier. W. Sichert-Oevermann, G. Schettler. Eisenzufuhr und Eisenstatus der Bevölkerung in der Bundesrepublik Deutschland. Supplement. DM 80,-.

Inhalt des Jahrgangs 1990:
1. M. Becke-Goehring. Freunde in der Zeit des Aufbruchs der Chemie. Der Briefwechsel zwischen Theodor Curtius und Carl Duisberg. DM 48,-.
2. G. Conte, F. Giannessi. M. Cornali. Hemodynamics and the Development of Certain Malformations of the Great Arteries. – B. Chuaqui. Comments. DM 19,-.
3. F. Linder, J. Steffens, M. Ziegler. Surgical Observations and Their Consequences. DM 15,-.
4. A. Mangini, A. Eisenhauer, P. Walter. The Relevance of Manganese in the Ocean for the Climatic Cycles in the Quaternary. DM 18,-.
5. H. Mohr. Der Stickstoff - ein kritisches Element der Biosphäre. DM 25,-.
6. F. Vogel. Humangenetik und Konzepte der Krankheit. DM 18,-.
7. H. Zehe. „Gott hat die Natur einfältig gemacht, sie aber suchen viel Künste". Goethes Reaktion auf die Fraunhoferschen Entdeckungen. DM 26,50.

R. Bernhardt. Z. Feng. J. Siegrist. P. Cremer, Y. Deng. G. Dai. G. Schettler. Die Wuhan Studie. Eine prospektive Vergleichsstudie über Risikofaktoren und Häufigkeit der koronaren Herzerkrankung bei 40- bis 60jährigen chinesischen und deutschen Arbeitern. Supplement. DM 42,-.

K. Beyreuther, G. Schettler (Eds.). Molecular Mechanisms of Aging. Supplement. DM 54,-.

J. Harenberg. D. L. Heene. G. Stchle, G. Schettler (Eds.). New Trends in Haemostasis. Coagulation Proteins, Endothelium. and Tissue Factors. Supplement. DM 68,-.

MIX
Papier aus verantwortungsvollen Quellen
Paper from responsible sources
FSC® C105338

If you have any concerns about our products,
you can contact us on
ProductSafety@springernature.com

In case Publisher is established outside the EU,
the EU authorized representative is:
**Springer Nature Customer Service Center GmbH
Europaplatz 3, 69115 Heidelberg, Germany**

Printed by Libri Plureos GmbH
in Hamburg, Germany